Roxas

Plan
ociation
que et de Moral

1835.

DISSERTATION

SUR L'ASSOCIATION

DU PHYSIQUE ET DU MORAL,

CONSIDÉRÉE SOUS LE RAPPORT PHRÉNOLOGIQUE ;

PAR JEAN PADRON ET ROXAS,

NÉ A TÉNÉRIFFE (ILES CANARIES),

Docteur en Médecine de la Faculté de Paris,

BACHELIER ÈS-LETTRES

A l'Université Royale de Ténériffe.

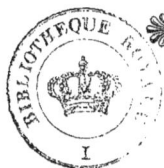

PARIS.

IMPRIMERIE DE MOQUET ET COMP.,

RUE DE LA HARPE, N. 90.

1835

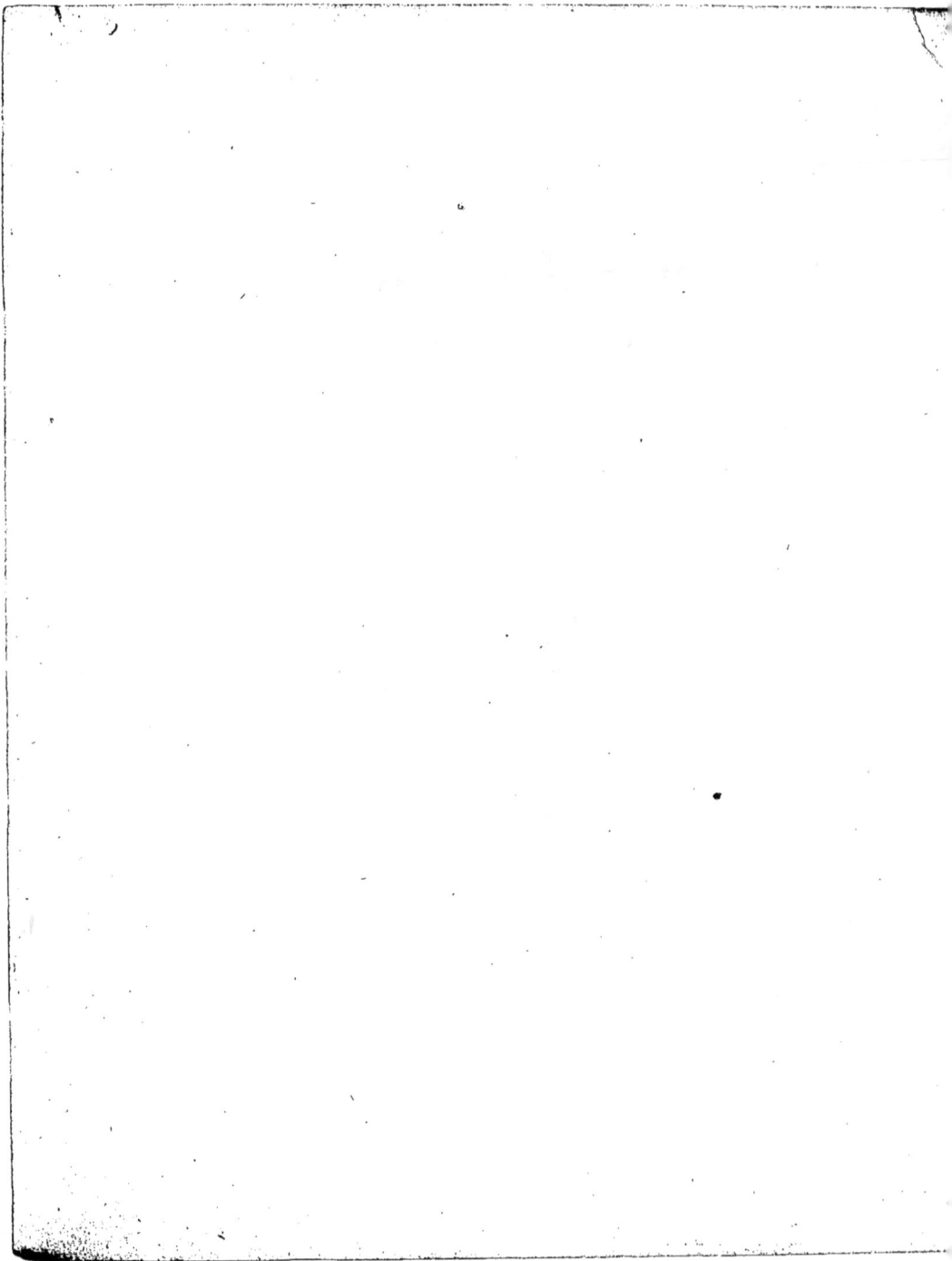

A MIS SEÑORES MARQUESES

DE LA

VILLA DE SAN ANDRES VIZCONDES DE BUEN PASO.

La ingratitud en el corazon humano es sin duda un aborrecible vi-
cio, y uno de los que mas desdoran el carácter del hombre, desdi-
ciendo y oponiéndose asi al objeto para que estamos reunidos en so-
ciedad. ¿Cómo, pues, llamado yo á socorrer la humanidad doliente,
podria incurrir en aquella, mayormente para con los autores de mi
educacion? ¿y á quiénes sino á Vms. que desde mi mas tierna in-
fancia tanto se han esmerado en proporcionar todos los medios de fa-
cilitarme una buena instruccion, podria dedicar este primer ensayo
de mis estudios médicos? Con darle Vms. una buena acogida mis de-
seos quedarán satisfechos y recompensadas mis tareas.

J. PADRON Y ROXAS.

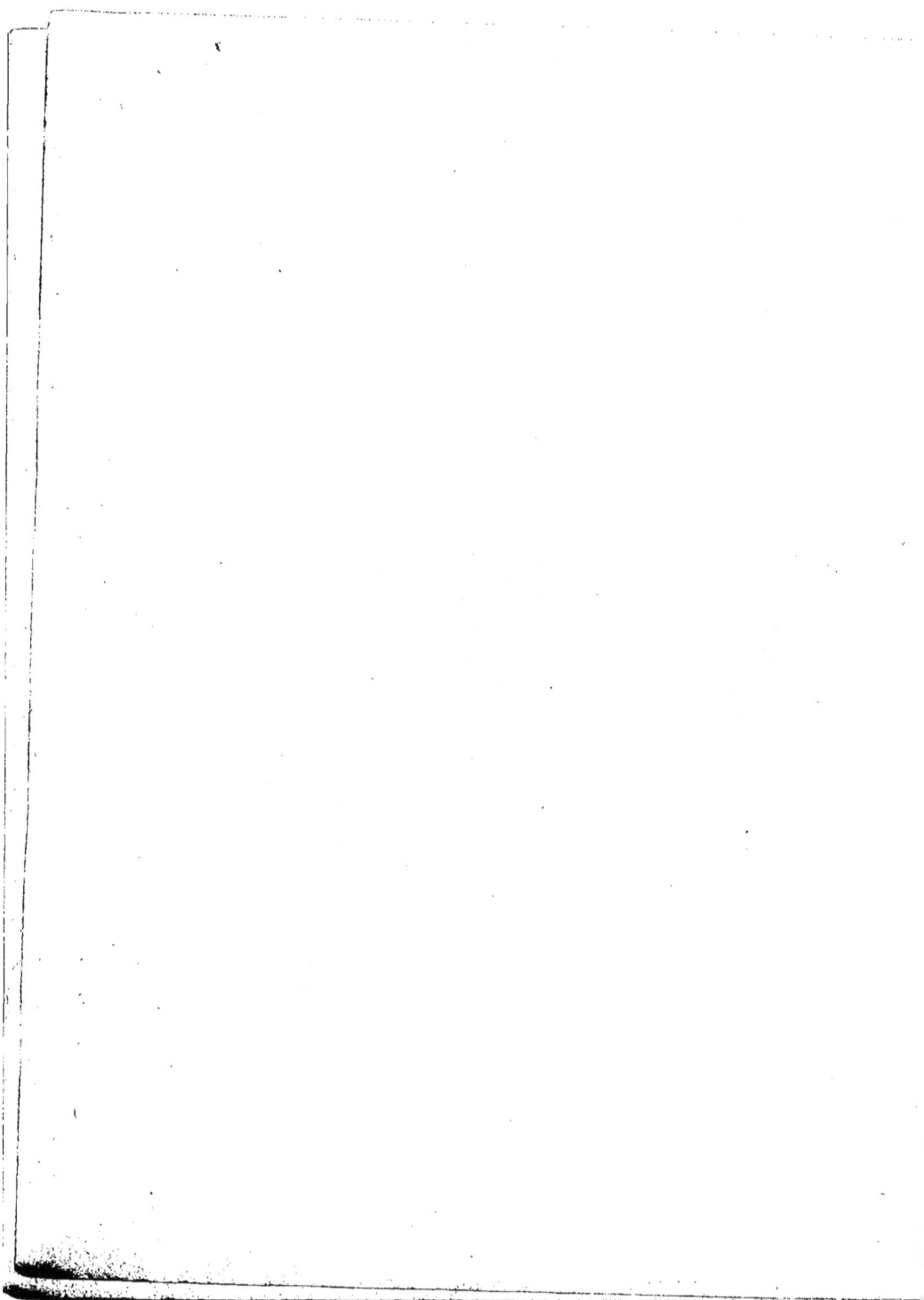

AVERTISSEMENT.

L'usage de disserter sur une maladie est si général dans le premier acte probatoire des études médicales, que je me vois presque obligé d'exposer les motifs qui m'ont déterminé à suivre une voie d'exception.

Depuis quelque temps des médecins philosophes très recommandables, frappés de l'importance de la phrénologie, et des conséquences qu'elle peut amener à la médecine, à la philosophie, et à d'autres branches de connaissances humaines, s'occupent tout spécialement de cette science, l'étudient et la propagent avec ardeur; et leur zèle, secondé par les moyens puissans de conviction qu'elle possède, lui a fait en peu de temps de nombreux prosélytes.

J'ai donc cru, en choisissant pour objet de ma thèse quelques considérations sur les rapports du physique et du moral, sous le nouveau point de vue phrénologique, rendre quelque service à ma patrie, où le système de Gall et de ses disciples est peu ou presque point connu. De cette manière j'engagerai·les bons esprits, les véritables amis des progrès de la science, à faire des recherches sur ce point, nouveau pour eux, et je pourrai concourir ainsi à étendre le domaine de la science phrénologique. Puissent mes faibles efforts ne pas être vains pour remplir le but de mes vœux!

DE L'ASSOCIATION

DU PHYSIQUE ET DU MORAL,

CONSIDÉRÉE SOUS LE RAPPORT PHRÉNOLOGIQUE.

La question des rapports du physique et du moral a toujours oc-
cupé les médecins philosophes, depuis la plus haute antiquité; mais
la nature de ce travail ne me permettant pas d'entrer dans des détails
historiques, je me bornerai à indiquer sommairement les points de
vue sur lesquels Cabanis a appelé l'attention des observateurs, pour
arriver ensuite au but que je me suis proposé dans cette thèse.

Ce physiologiste philosophe a rattaché les phénomènes du moral à
l'action de la matière, mais de la matière organisée et vivante, telle
qu'elle se présente dans la substance nerveuse, où elle apparaît d'abord
en masses volumineuses qui forment le cerveau, le cervelet et la moelle
épinière, remplit exactement la vaste cavité du crâne et toute la lon-
gueur du canal rachidien; tel est son premier aspect; le second la présente sous la forme de cordons blancs qui parcourent toute l'étendue
de notre corps, et qui tous sont en communication avec les masses
centrales ou cérébro-spinales. Ces cordons sont ce qu'on appelle les
nerfs dont les expansions à l'extérieur forment les sens.

2

Or, c'est dans ce système d'organes que réside la sensibilité: son exercice suppose que les impressions qui ont été faites sur les nerfs parviennent au cerveau, et que cet organe réagit. Il faut de plus la condition de l'état de veille, d'un certain développement de l'individu, et l'absence de tous les états maladifs qui pourraient s'opposer au libre exercice des fonctions du cerveau et des nerfs. La substance nerveuse ne doit point être assimilée à la matière inerte; elle est animée d'une manière qui lui est propre, par la force électrique, cet agent universel qui figure dans toutes les décompositions moléculaires, et que l'on retrouve aujoùrd'hui dans les phénomènes de vitalité.

Cabanis avait pressenti ces découvertes; il a traité avec profondeur la question de sensibilité sous le rapport des associations du physique avec le moral; il l'a considérée comme un phénomène purement physiologique. Il a rectifié quelques idées des anciens, qui plaçaient les passions dans les viscères de la poitrine, de l'abdomen, et dans les organes sexuels, et qui ne laissaient que l'intelligence dans le cerveau. Il a fait voir que les nerfs qui s'insèrent dans ces viscères, agissent continuellement sur le cerveau aussi bien que ceux des sens externes. Ce qui place ces organes entre deux courans d'excitation et les maintient dans un état perpétuel de réaction.

Envisageant la question sous d'autres rapports, Cabanis a développé des idées qui ne l'étaient pas suffisamment dans les ouvrages des médecins et des philosophes, et a fait voir que l'âge, le sexe, le tempérament, le climat, le régime, les exercices et le repos, le sommeil et la veille, les maladies, en un mot, toutes les modifications accidentelles de notre physique, nous rendent plus ou moins sensibles, irritables, changent nos goûts, nos passions, altèrent notre jugement, développent ou dépriment plus ou moins les différentes parties de notre système nerveux, et nous donnent une intensité de vie sensitive plus ou moins considérable. Il a montré aussi que les mêmes modifications contribuent à nous rendre plus ou moins éducables, et ont, en définitive, des influences très marquées sur nos vertus, sur nos vices, sur le bonheur ou le malheur de chaque individu, de chaque famille, enfin sur la civilisation et sur les mœurs des nations.

Tous ces faits sont aujourd'hui bien constatés; les économistes, ceux qui s'occupent de l'assainissement des lieux habités, de l'amélioration physique et morale des indigens, des détenus, tous les philantropes en général, ne travaillent à leur noble but, qu'en vertu des principes qu'ils ont déduits de ces mêmes faits; et les tableaux statistiques, qui se multiplient chaque jour, ne cessent d'en attester la haute importance.

Au nombre des bienfaits que nous devons à l'étude des influences du physique sur le moral, il faut placer le rétablissement de la gymnastique, institution si florissante dans l'ancienne Grèce, et que de longs siècles de barbarie avaient fait disparaître et presque fait oublier; mais elle refleurit aujourd'hui dans la Suisse et dans l'Allemagne; un philantrope, distingué par des vues profondes et par un zèle que rien n'a pu refroidir, et dont je rappelle le nom avec plaisir, M. Amoros, mon compatriote, vient de la faire revivre en France. La gymnastique se propage dans les institutions où les personnes des deux sexes reçoivent les élémens de toutes les connaissances, et de toute part on travaille à procurer à l'homme comme première condition de sa félicité, un intellect sain dans un corps sain : *mens sana in corpore sano.*

Je viens de passer brièvement en revue les travaux de Cabanis sur la grande question des rapports du physique et du moral; maintenant il me reste à l'envisager sous le point de vue phrénologique.

Un homme est, dans les annales de la science du physique et du moral, qui naguère crut découvrir des rapports invariables entre les manifestations de nos facultés intellectuelles, de nos instincts, de nos penchans, de nos sentimens les plus éminemment moraux, et le développement des différentes régions du cerveau. Les hommes de génie appartiennent à toutes les nations; celui-ci, né dans une contrée de l'Allemagne, choisit la France pour sa patrie adoptive; il y fixa son séjour; il déposa ses découvertes dans la langue française; sa voix fut entendue pendant long-temps dans Paris; de

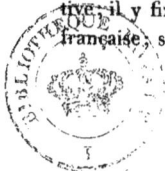

nombreux disciples cultivent aujourd'hui sa doctrine, non seulement en France et en Allemagne, mais en Angleterre, en Amérique et jusqu'aux Indes Orientales, et des sociétés phrénologiques se multiplient dans les deux mondes... Cet homme de génie est Gall.

Envisagé sous le rapport physiologique, le système de Gall nous offre des considérations importantes, dont je vais essayer de donner un sommaire. Mais il est juste de dire que la première idée en est due à Spurzheim, premier disciple et ami de Gall. Spurzheim, dont la science regrette la perte encore récente, s'efforça de rattacher les observations de son maître à la physiologie de l'entendement humain, et adopta pour principal moyen la réforme du langage de ce fondateur.

L'objet donc de la phrénologie, tel qu'il est indiqué par le titre même de l'ouvrage de ses deux fondateurs, est l'anatomie et la physiologie du système nerveux en général, et du cerveau en particulier, avec des observations sur la possibilité de reconnaître plusieurs dispositions intellectuelles et morales de l'homme et des animaux, par la configuration de leurs têtes.

Cette question, une des plus vastes et des plus difficiles de la physiologie, n'est pas nouvelle; elle est au contraire fort ancienne. De tout temps les médecins philosophes ont admis comme incontestable l'influence que le physique exerce sur le moral. Seulement les uns expliquaient les opérations que les sensations font naître dans le centre de perception, *sensorium commune*, par l'intervention d'un principe différent du système nerveux : la faculté d'abstraction surtout leur semblait nécessiter ce principe, qui recevait le nom d'ame ou d'esprit; les autres croyaient pouvoir se passer d'explication. Il s'en est trouvé qui n'ont pu découvrir aucun rapport entre l'action de l'appareil nerveux et celle du principe dont il s'agit, ils n'y voyaient qu'une simple coïncidence. Mais tous pourtant sont tombés d'accord sur ce point, que les sens externes et le cerveau tout entier sont, ou les instrumens matériels, ou du moins les conditions nécessaires de leurs manifestations.

Les phrénologistes ont dépassé ce dernier point de doctrine ; ils indiquent des rapports constans entre les principales séries des phénomènes instinctifs, affectifs, intellectuels, et les diverses régions de l'appareil, ou de l'ensemble cérébral ; ils divisent la masse entière du cerveau en différentes régions ou masses secondaires, dont chacune correspondrait à un de ces phénomènes ; leur principal objet consiste à bien déterminer la région de cet organe qui correspond à chaque faculté. Quant aux explications, ils s'en abstiennent ; ils se contentent d'affirmer que telle région de l'encéphale sert à la manifestation de tel phénomène intellectuel, instinctif, affectif, etc. Ils suivent donc en ce point la méthode de Bacon. Ce grand philosophe pensait, en effet, que dans la culture des sciences, il importait beaucoup, pour ne pas s'égarer, de négliger les causes premières comme inaccessibles à nos moyens de connaître, et de s'en tenir à l'observation des faits et aux inductions légitimes qu'on peut en tirer.

Au surplus, il est question maintenant de constater s'il est vrai que des rapports existent entre le développement de telle ou telle partie de l'appareil encéphalique et la manifestation des phénomènes instinctifs, affectifs ; des impulsions irréfléchies vers telle ou telle conduite dans la société, vers tel ou tel genre d'occupation, tel ou tel art ; il s'agit de toutes les facultés intellectuelles.

Or, c'est précisément ce que l'observation démontre : un front excessivement déprimé ne permet plus le langage, l'homme ne se compare plus à rien, parce que le langage, le jugement, l'induction, la prévision, la raison en un mot lui manquent ; cependant il peut encore quelquefois ressentir l'influence des instincts et témoigner des affections et des aversions.

Dans la collection de têtes que possèdent les phrénologistes, on en trouve qui offrent divers degrés de l'idiotisme inné, depuis celui où l'homme peut encore apprendre les noms de la plupart des corps les plus usuels, sans pouvoir se faire une idée des abstractions, jusqu'au degré où le langage manque, et où l'on ne rencontre plus que les instincts de la conservation individuelle et de la reproduction ; or, à ces degrés divers d'abrutissement correspondent autant de degrés de dépression dans la portion du cerveau qui répond au front et aux arcs sourcilliers. Un peu de substance cérébrale au dessus des yeux et derrière ces organes, permet encore d'apprendre les noms des corps de première nécessité, par exemple, ceux des alimens et des personnes qui donnent des soins à l'idiot, quoique le front soit très-déprimé ; mais si la dépression est simultanée et dans le front et dans la voûte orbitaire, l'idiot n'a plus de langage, il est aussi privé des instincts ou sentimens moraux, et ce qui lui reste d'instinct conservateur n'a que des cris sans expression, et qui ne sont compris que par ceux qui ont l'habitude de lui donner des soins. Il faut aussi noter que ces idiots vivent dans une saleté habituelle ; car c'est un caractère commun aux idiots par vice d'organisation, et aux sujets tombés en démence par l'effet d'une maladie cérébrale : ils sont féroces si leur instinct les porte à la destruction, et se livrent constamment aux actes de la plus dégoûtante brutalité.

D'autre part les hommes qui perdent par la maladie les fonctions de mêmes régions cérébrales dont nous venons d'examiner la dépression naturelle, parviennent au même degré d'abrutissement en passant par les dégradations successives, et le dépassent ensuite, puisqu'ils finissent dans la privation rigoureuse de toute faculté intellectuelle, de toute affection, de tout instinct.

Les physiologistes qui s'intitulent phrénologistes, soutiennent que les notions du monde appelé extérieur, la perception de qualités physiques ou des attributs des corps, leurs formes, leurs dimensions, leur consistance, leur couleurs, leurs positions respectives ou leur arrangement, les sons qu'ils font entendre, leur existence même comme choses distinctes les unes des autres, leur histoire ou les changemens auxquels ils sont sujets, supposent l'existence d'organes divers. En effet, ces facultés correspondent à la partie inférieure du front, tandis que les hautes facultés intellectuelles se trouvent en rapport direct avec la partie supérieure. On doit placer parmi les facultés de rapport le goût de l'ordre et de la symétrie. On y trouve encore la mesure du temps et le mètre , le sentiment de l'harmonie, et la faculté du chant et de la musique (1). On y rencontre la faculté du langage , et la mémoire des mots, facultés dont les organes concourent à développer, à grandir l'arc sourcillier, à rendre saillante la partie inférieure du front et les yeux, ou à déprimer ces organes en les faisant paraître enfoncés sous une voûte saillante.

Les phrénologistes ajoutent que les idées du monde extérieur qui tiennent à l'existence de ces organes, manifestent une force proportionnée au développement, à l'activité de ces mêmes organes et à l'exercice qu'ils ont fait; ils veulent encore que ces phénomènes se reproduisent dans les mêmes raisons, quoique leurs excitateurs extérieurs n'agissent plus, ce qui donnerait autant de mémoires que nous avons de moyens de rapports avec le monde extérieur.

Ils assignent un siége à la faculté de juger, de comparer les impressions, d'abstraire les attributs des corps; ils la montrent, cette faculté complexe plus ou moins puissante, suivant le développement de son

---

(1) Je ne peux pas passer sous silence une chose très remarquable ; c'est qu'un ex-jésuite espagnol , le père Antonio Eximeno, en 1774, dans son traité *Dell' origine e delle regole della música ,* avait déjà publié à Rome , avec approbation , les mêmes idées que Gall sur ce sujet. Ce traité d'Eximeno est un écrit admirable et rempli de philosophie. Dans sa préface il dit que le *langage* chez l'homme, ainsi que la *musique* ont lieu par instinct, par une *impression innée* et que la réflexion dirige. Dans le deuxième chapitre il répète que la musique et la parole ont la même source, *l'instinct.* L'instinct, ajoute-t-il, est une *sensation innée* que le créateur a donnée originairement , et les sensations sont des connaissances. Il fait observer que les souterrains des fourmis , l'architecture des castors, la toile de l'araignée, la ruche de l'abeille , et tant d'autres industries des animaux proviennent du même principe, conjointement à l'*organisation particulière de chaque espèce.* Un enfant nouveau-né sait bien faire usage de la bouche, de la langue et des lèvres pour têter, sans qu'il ait pu acquérir par l'expérience l'usage de ces organes. La vie, dit-il encore , consiste dans l'exercice des facultés propres de chaque animal. Ne dirait-on pas que toutes ces phrases sont extraites des ouvrages de Gall? Ce médecin a développé ces mêmes propositions et en a démontré la justesse par des faits et des raisonnemens de la dernière évidence. Si je ne craignais pas de dépasser les bornes où doit se renfermer une note, j'aurais du plaisir à ajouter quelques autres propositions tirées de l'ouvrage de mon compatriote, qui sont pleines d'intérêt et s'accordent parfaitement avec notre sujet.

organe; et cet organe est situé à la partie supérieure et moyenne du front. Les phrénologistes soutiennent que l'homme incline naturellement ou vers le positif ou vers le spéculatif, suivant le développement, la force, l'exercice des organes de la région inférieure du front, qui font connaître l'existence et la qualité des corps, et suivant le volume et l'exercice de la région supérieure qui correspond à la comparaison, aux jugemens, aux déductions, aux inductions, à la recherche de causes et à tout l'abstrait. Dans le premier cas, l'homme est positif; dans le second, il est spéculatif : ces deux dispositions peuvent se combiner en proportions convenables; l'homme alors est en même temps observateur et penseur.

A côté et en dehors de l'organe du jugement qui occupe le milieu de la partie supérieure du front, ils font voir celui qui nous porte à la recherche des causes, et qui nous donne les moyens d'y procéder avec avantage par l'observation et par l'induction. La réunion de ces organes et leur puissant développement constituent, suivant eux, les têtes philosophiques.

Ce n'est pas assez pour nous de connaître les objets extérieurs, nous possédons encore la faculté de les imiter et celle de les modifier; et des impulsions souvent insurmontables nous y poussent sans cesse. Ces facultés, en apparence moitié intellectuelles et moitié instinctives, sont placées, suivant les phrénologistes, en partie avec les précédentes, dont elles accroissent le volume, en partie à leur région externe, où elles déterminent une saillie lorsqu'elles sont très prononcées. C'est ainsi que la faculté du chant et l'harmonie élargissent la région inférieure et externe du front, et que l'organe du dessin et de l'architecture forme une saillie dans la région des tempes, en avant et au-dessus des oreilles. Les têtes de tous les habiles dessinateurs et de tous les grands architectes ne manquent jamais de venir à l'appui de cette opinion. L'organe de cette faculté nous est commun avec tous les animaux qui construisent.

Si l'organe de la construction amplifie les facultés de réception qui occupent la partie inférieure du front, les facultés réflexives, qui siégent dans la partie supérieure de ce même front, ont aussi leur ampliation ; on y trouve la gaîté, la mimique, le merveilleux et l'idéalité, dont je vais parler le plus brièvement possible.

Il est une différence très notable parmi les hommes : les uns fixent exclusivement leur attention sur le fond de la question, sur le sens direct des mots; les autres la contournent, en quelque sorte; ils se plaisent à l'envisager par la voie des rapprochemens, sous le point de vue du ridicule et du plaisant, ou à jouer sur les mots. Cette faculté ne s'acquiert pas; elle est innée, comme toutes nos impulsions; on la place à côté des facultés intellectuelles, parce qu'elle participe de leur nature et qu'elle en est une sorte d'extension. Elle tient donc de l'intelligence et de l'instinct. Les phrénologistes font voir qu'elle est en rapport avec le développement et la saillie des deux régions moyennes du front.

La mimique a son organe, suivant eux, aux régions moyennes et supérieures du front, au-dessus de la faculté qui nous porte à la recherche des causes, et se prolonge à la partie antérieure et supépérieure de la tête. Cette tendance à l'imitation de nos semblables, des animaux et de tous les spectacles dont nous sommes vivement frappés, est notre premier moyen d'éducation. Elle s'applique au moral aussi bien qu'au physique. Elle est très considérable chez les enfans, elle s'affaiblit avec l'âge à mesure qu'elle nous devient moins nécessaire; mais elle reste prédominante chez certains adultes, qui se font remarquer par leur habileté à contrefaire les gestes, les paroles, etc. Tels sont les bons comédiens.

La troisième des facultés, en partie instinctives et en partie intellectuelles, qui servent à l'ampliation des intellectuelles proprement dites, c'est la *merveillosité*, c'est-à-dire celle qui nous fait nous complaire dans l'extraordinaire : elle dépend de l'organe des *illusions*, suivant les phrénologistes, et détermine une saillie aux régions supérieures et latérales antérieures de la tête, entre l'idéalité et l'instinct d'imitation. Le sentiment du merveilleux prédomine dans le jeune âge, et chez les femmes surtout ; il est favorisé par l'ignorance, et s'affaiblit avec l'âge, qui donne d'autant plus de pré-

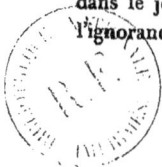

3

pondérance au jugement, que nous l'exerçons sans cesse sur ce que nous apprenons en vieillissant.

Ensuite vient, au côté externe de cette faculté, celle de l'idéalité. Spurzheim reconnaît chez nous un sentiment intérieur qui nous donne l'impulsion vers le beau, le grand, le sublime, le fini, le parfait, soit dans le langage, soit dans la peinture, soit dans l'œuvre, et qui nous pousse sans cesse vers le besoin insatiable de nous surpasser nous-mêmes dans toutes ces directions. Ce sentiment, il le nomme idéalité ; il est placé aux parties latérales externes antérieures de la tête, en dehors du merveilleux, au-dessus de l'organe de la gaîté et non loin des hautes facultés intellectuelles dont il est, comme ces organes, une sorte d'ampliation. Spurzheim le trouve, ainsi que Gall, chez les poètes, les orateurs, les artistes célèbres de tous les genres, les écrivains qui ont paré la nature de vives couleurs.

En voici d'autres observations qui ne sont pas d'une moindre importance : il s'agit des instincts destinés à la conservation de l'espèce et de l'individu, et des sentimens moraux relatifs à l'ordre social. Ce sont des impulsions organiques, toujours agissantes, qui inspirent le goût de certains actes plutôt que de certains autres, et les réflexions qui y correspondent. Les phrénologistes nous montrent les organes de ces impulsions dans les parties postérieures, latérales et supérieures de la tête, et nous font remarquer combien leur volume est supérieur à celui de la partie antérieure ou région frontale, siége précis des facultés intellectuelles, savoir : de réception pour la portion ou ligne inférieure, de réflexion pour la supérieure comme nous l'avons vu. Ceci explique pourquoi la multitude obéit plutôt à ses instincts et à ses sentimens qu'à la raison, et fait encore voir pourquoi nous raisonnons dans l'intérêt de notre passion dominante.

Je ne m'arrêterai pas sur l'*amour physique*, dont l'organe occupe, suivant les phrénologistes, le cervelet, et se prononce plus ou moins à la région postérieure et tout-à-fait inférieure de la tête ; tout le monde sait quelle influence cette impulsion exerce sur l'ordre social, mais l'instinct de *l'amour des enfans* offrira peut-être plus d'intérêt, parce qu'il est moins connu. Cet instinct nous est commun avec tous les animaux qui élèvent leurs petits. L'intelligence suprême n'a pu s'en rapporter, sur ce point, à notre raison, que des passions, des intérêts divers auraient pu rendre trop souvent inefficace; c'est ce que prouve, suivant les phrénologistes, l'observation de femmes qui se rendent coupables d'infanticide, par la dépression de la région postérieure et moyenne de la tête, où l'organe de la *philogéniture* se prononce.

On en peut dire autant de *l'amour du domicile*, ou instinct de l'habitation, placé immédiatement au-dessus de la philogéniture; il expliquerait le penchant pour les occupations sédentaires et les soins qui se rapportent à l'économie domestique.

On remarque à côté de ces deux derniers instincts, celui qui fut par Gall assigné à *l'amitié*. Il apparaît derrière l'oreille, aux régions postérieures et moyennes de la tête, à l'extérieur de l'amour du domicile, *habitativité* de Spurzheim. Il explique, suivant cet auteur, la tendance qui nous porte à l'association avec nos semblables, et il devient moral chez nous par ses rapports avec d'autres facultés, bien que nous les partagions avec plusieurs animaux.

En suivant les régions latérales de la tête, mais plus antérieurement, et immédiatement derrière l'oreille, on trouve un instinct que les phrénologistes appellent celui de la *rixe* ou de la *pugnacité*. Il est indépendant de l'instinct de la destruction. Ses applications sont nombreuses, et il doit être fort influent sur l'ordre moral, s'il est, comme ils le disent, l'organe du courage physique, qui ne doit pas être confondu avec celui qui procède de l'intelligence, et auquel on reconnaît, pour principaux mobiles, l'amour-propre et la volonté.

Immédiatement au-dessus de l'oreille se rencontre un organe qui semble la continuation du précédent: c'est celui de la *destruction*. Il explique aussi la colère, suivant les phrénologistes, ce qui fait qu'il n'est pas exclusif aux animaux carnassiers, où, d'ailleurs, il est plus prononcé que chez tous les autres. On conçoit que chez l'homme il

doit offrir beaucoup de nuances, mais on peut observer qu'il est toujours fort saillant chez ceux qui se complaisent dans la destruction ;
cet organe est d'ailleurs puissamment modifié par la raison et par les
impulsions qui nous portent à la bienveillance, à l'amitié, à la justice
et à la vénération.

On remarque immédiatement au-dessus de la destruction l'organe
de *la ruse* du docteur Gall, *secrétivité* de Spurzheim, parce qu'il ins-
pirerait à l'homme, suivant ce dernier phrénologiste, la tendance à
la dissimulation, dans le but de surprendre et de se soustraire à
l'observation des autres.

Cet organe s'associe et se continue avec un autre beaucoup plus
volumineux, qui est placé au-dessus et en arrière de lui, toujours
latéralement, et qui, chez ceux où il prédomine, élargit considé-
rablement le diamètre transversal de la tête : c'est l'organe de la
circonspection. Il est aussi celui de la prudence, lorsque sa prédo-
minance n'est pas extrême, et l'étourderie est le résultat de son peu
de développement : quand celui-ci est extrême, il engendre la pusil-
lanimité, la mélancolie et même la peur.

Le *sentiment de propriété* avait été d'abord désigné par Gall sous
le nom d'*organe du vol*. Cet organe existe chez nous, de chaque côté,
aux parties latérales et un peu antérieures de la tête, entre ceux de
la mécanique et de la ruse ; mais il ne donne l'impulsion vers le vol
que par le défaut du jugement.

Gall avait indiqué un prétendu organe de la *théosophie*, qui nous
suggère l'idée de l'amour de l'Être suprême. C'est encore à Spurzheim
que nous devons la rectification de cette erreur. L'idée d'un Dieu,
unie à la conviction de son existence, est le chef-d'œuvre de nos
facultés intellectuelles, d'observation d'abord, et surtout de réflexion.
Mais le respect pour ce Dieu, la tendance à le vénérer, sont autre
chose ; cela tient à une impulsion instinctive vers la *vénération*, qui
est un des plus beaux attributs de l'espèce humaine. Cette impulsion
ne s'applique pas seulement à Dieu, elle se dirige sur tout ce qui nous
paraît grand, majestueux dans la nature, aussi bien que chez nos

semblables ; elle s'applique à nos parens, à nos maîtres, aux grands
hommes, au spectacle de la nature et du ciel. Cette vénération est
plus ou moins bien appliquée, suivant notre éducation, l'exemple,
et surtout suivant le degré d'intelligence et de jugement dont nous
sommes doués. Ce sentiment est au sommet et à la partie moyenne
de la tête.

En avant de cette impulsion vénérante, les phrénologistes nous
montrent celle qui porte l'homme à la *bienveillance*; ses organes sont
placés entre ceux de la mimique, et sont bornés en avant par ceux
du jugement, c'est-à-dire, à la partie antérieure et supérieure de
la tête.

Si nous suivons toujours la ligne moyenne et supérieure de la tête,
nous trouvons en arrière de la vénération, la *fermeté* ou la tenacité
de caractère, dont les deux organes réunis forment une éminence
alongée, qui se termine plus ou moins près de l'extrémité postérieure
du vertex. Les phrénologistes paraissent n'avoir aucun doute sur
l'existence de cet organe, qui prend dans le langage, tantôt le nom
de fermeté et de caractère, tantôt ceux d'entétement et d'opiniâtreté,
suivant l'objet auquel il s'applique, et le degré d'intelligence des
sujets.

En arrière de la fermeté et tout près de l'occiput, on nous montre
l'organe qui correspond à l'*estime de soi*. Il est limité en arrière et en
bas par le sens de l'habitation; très-developpé, il élargit et élève
beaucoup la partie postérieure et supérieure de la tête; il prend les
noms d'amour-propre, d'orgueil, de fierté, de hauteur, suivant son
intensité, les objets auxquels il s'applique et la mesure des autres
facultés; il est aussi l'organe de l'ambition, de l'amour du comman-
dement et de la domination.

Si nous quittons la ligne médiane du haut de la tête, on trouve
de deux côtés de l'estime de soi, l'organe qui inspire à l'homme le
désir de l'approbation et de l'estime de ses semblables. Très-developpé,
il y forme deux saillies très-remarquables dans un certain nombre de
têtes. Ses applications sont aussi multipliées qu'il y a de choses sur
lesquelles nous pouvons désirer l'approbation.

Il me reste à parler de deux organes que Gall n'avait point aperçus , et dont la découverte appartient à Spurzheim. Ces organes sont celui de la *justice* ou de la *conscience*, qu'il a cru devoir nommer *conscienciosité*, et celui de *l'espérance*. Il les place sur les parties latérales et supérieures de la tête , où ils se disséminent par deux saillies, qui se portent obliquement de haut en bas et d'arrière en avant , en partant de la ligne qui correspond à la fermeté. Spurzheim offre à l'appui de son assertion plusieurs têtes de personnages remarquables par la probité, la ponctualité et l'exactitude à remplir tous leurs devoirs, et l'opposition de ces têtes avec celles des condamnés dont les bagnes sont remplis. L'organe de l'espérance lui paraît aussi bien prouvé.

Telle est la somme des sentimens moraux reconnus et admis par les phrénologistes actuels. Cette classification n'est pas définitive, elle n'est qu'un premier pas dans l'observation des faits.

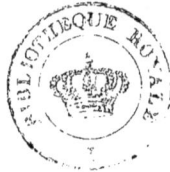

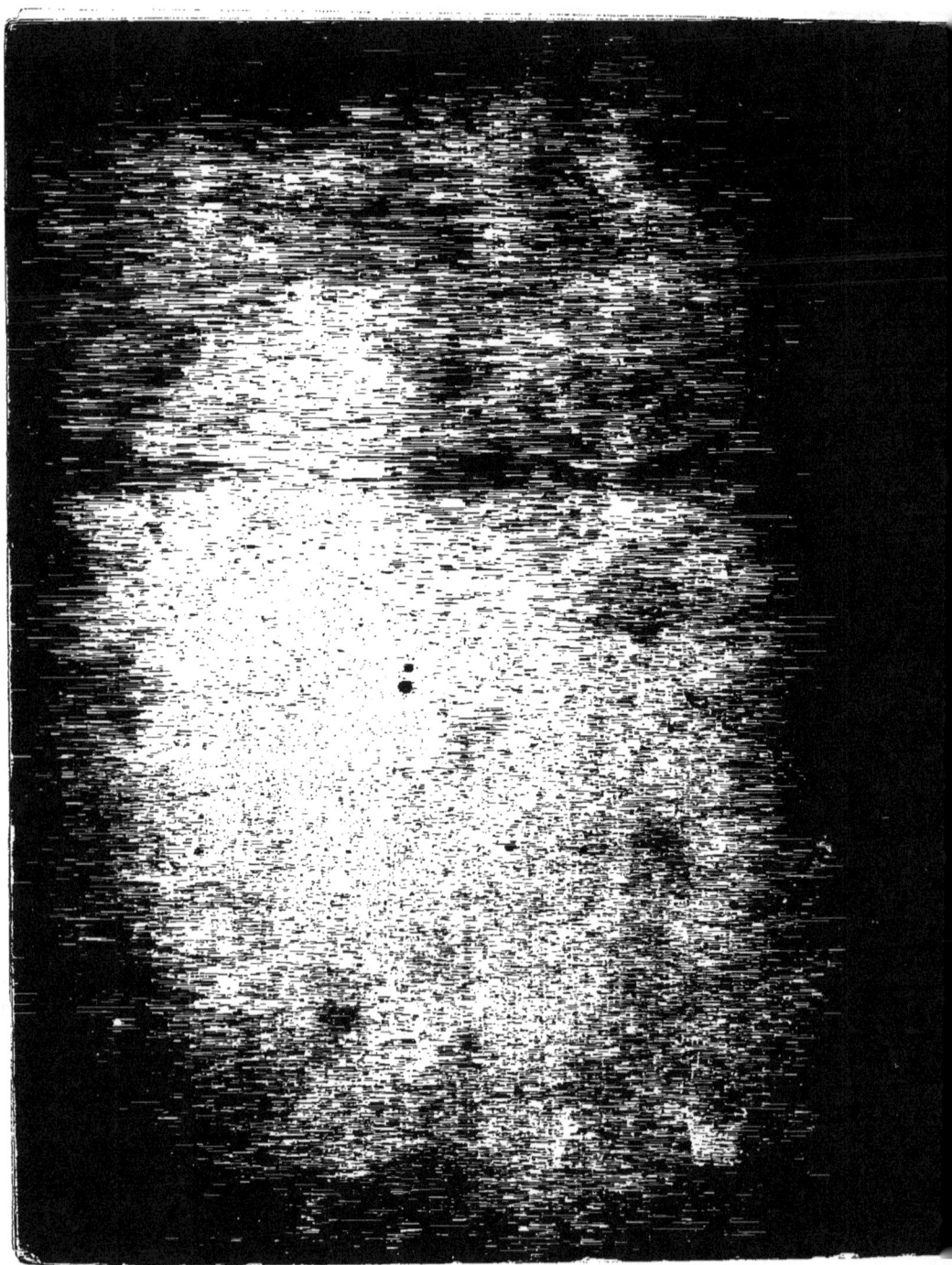